# 絵でわかる 口述 信念対立

ひじり在宅クリニック院長
**岡本拓也**

中外医学社

# 序　文

　「人間の悩みは，すべて対人関係の悩みである」アドラー心理学を扱ったベストセラー『嫌われる勇気』（ダイヤモンド社）は，こう断言します．本書のテーマである信念対立も，「対人関係の悩み」の一つと言えます．確かに，医療や介護の現場で働く私たちにおいても，職場における良からぬ人間関係がストレス源の上位に挙がってくることは間違いありません．考えただけでも気が滅入ってしまう職場の人間関係に，今まさに心が折れそうな思いをしておられる方もいらっしゃるでしょう．職場における対人関係の問題で苦しい思いをした経験は誰にでもあるのではないでしょうか．

　2017年に秋田で開かれた第41回日本死の臨床研究会年次大会の大会テーマは，「ケアする私を育む　～見て，感じて，考える～」でした．ケアの提供者である私たち自身のあり方に焦点が当てられたわけです．私たちは自分自身を使ってケアを提供するわけですから，これは本来とても重要なテーマだと思うのですが，最近になるまであまり十分には省みてこられなかった部分だったと思います．普遍的・客観的な側面を重視する科学としての医学は，ケアを提供する者のあり方などという科学の俎上に乗りにくい側面は半ば切り捨てて進歩発展してきた感があります．

　本書は，私たちケアする側のあり方をテーマに据えたこの大会におけるセミナー講演『チーム内の信念対立にどう向き合うか？』を元に，書き下ろされました．私たちが働く医療・介護の現場では，医療やケアを提供するメンバー同士の間で，意見が衝突することが珍しくありません．職種，年齢，性別，性格，生育環境，人生経験などによって，それぞれが異なる人間観・

人生観・死生観・医療観・ケア観・価値観を持っている以上，意見の相違や対立は必然的に起こってくる出来事です．そして，その対立は，時には非常に殺伐とした険悪な雰囲気をチーム内にもたらしたり，ケアの質の低下や不本意な離職の原因となったりもするのです．

　異なる考えや感性を持つ者同士が一緒に仕事をする以上，異なる見解がぶつかり合うことは避けられません．見解の相違自体は，あって然るべきものです．お互いの相違があればこそ，より良い見解にたどり着けますし，私たち自身の成長やより良いケアの提供につながります．従って，避けるべきは，その相違が抜き差しならない対立にまで発展し，私たち自身に苦痛を与えたり，私たちのケアを受ける側の患者・利用者さんたちに不利益をもたらしたりすることです．そうならないために，この問題に関して私たちが学ぶべきことは，信念対立が生じる根本原因であり，信念対立に対する賢い対処の仕方です．

　チームで働くことを余儀なくされている医療・介護現場で働く私たちが，より幸せに，かつ逞しく，喜びをもって働き続けることができるように，またそれを通して，より良いケアを提供できる私たちであり続けられるように，と願ってこの本は書かれました．本書が，教育や臨床の現場において，信念対立という荒海を巧みに乗り切る（あるいは避ける）一助となり，専門職として生きがいある人生を創り出すお役に立てることを心から祈っています．

2018年5月

ひじり在宅クリニック 院長　岡本拓也

絵でわかる 口述『信念対立』

# 『岡本家イヌ事件』

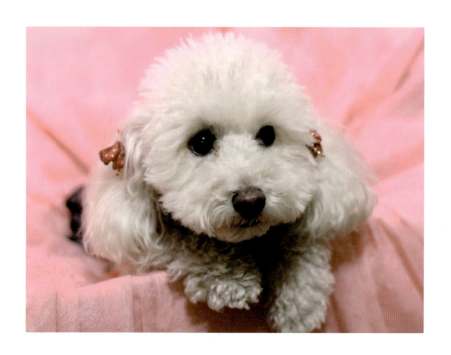

つい最近のことです．かなり深刻な（あわや「家庭崩壊危機一髪」と言ってもいいほどの）信念対立を経験いたしました．
名付けて，「岡本家イヌ事件」．
ちょうど1カ月位前のことです．
とある木曜日の深夜1時半頃，寝ていた私の携帯電話が鳴りました．
訪問診療で診ていた胃癌の患者さんが亡くなったということで，そのご家族からの電話でした．
驚いたのはその後です．
うちの妻が，わざわざ起きて玄関までやって来て，
「気をつけてね」
と笑顔で送り出してくれたのです．
とっても優しい妻ではありますが，いつもはそんなことはしませんから，なんでかなあ…と思いながら30km程離れている患者さん宅へ向かいました．
午前3時過ぎ頃に家に帰ってきて，自分の布団に入り込もうとしたら，
「お帰りなさい．お疲れ様」
と，優しい労いの言葉．

夜中に起こされて往診したこういう時というのは，布団に入ってももう眠れはしませんけど，昼間の診療になるべく支障をきたさないようにと思って，目をつぶって横になっています．この時もそうしていました．いつもの起きる時間より1時間ほど遅い6時頃に布団から出て参りましたら，おもむろに妻が
「拓也さんに謝らなければならないことがある…」
と言います．
いつもと違う妻の'異変'には気付いてはいましたから，思わず身構えて，「何？」と尋ねました．
妻が黙っていたので，ピンと来た私の方から尋ねました．
「もしかして，イヌ？」
「うん」
「買ったの？」
「うん」
しばらく前から，時折り，妻は，「犬を飼いたい」とか「すごくかわいい犬がいる」とか言っていたのです．でも，それほどまでしっかりと飼いたいと主張してきてはいなかったので，そのこ

とについて妻ときちんと話し合うまでには至ってなかったんですね．
「いきなりそれはダメ．反則．認めない」
「お願い！」
「ダメ，ダメ．それは認めない」
「でももう買っちゃった．明日来る」
「明日!?　いやいや明日って，え，何それ…ぼくは許可しないよ．ぼくは嫌だ」
「なんで，ダメなの？」
「今それを話し合っている時間はないです．とにかく認めてないからね」
……そんなやりとりがありました．
そして，翌金曜日の夕刻近く．訪問診療を終えてクリニックに戻ってきました．妻からラインのメッセージが届いていました．開いてみると，そこには，何枚もの愛らしい子イヌの写真．我が家の子どもたちが嬉しそうな表情で子犬を抱いている写真もあります．

# ワンちゃん，来ました!!

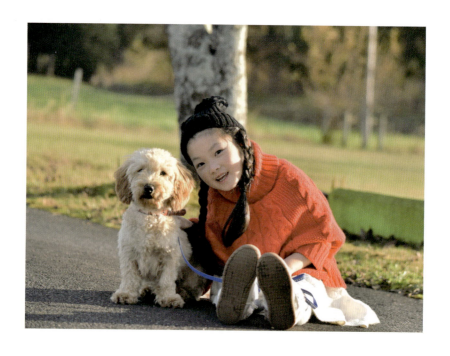

そして，こんなメッセージも．
「ワンちゃん，来ました!! 🧡」
妻はいきなり強硬手段に出たわけです．

妻にしてみれば，6人いる子どもの3人が家を出て行き，一番下の子も小学校3年生になって，何か寂しさ，空虚感を感じるようになってるわけです．まあ，簡単に言えば，可愛がる対象を求めてる，と，そういういうことなんです．

私としては，妻のやり方の汚さを差し引いてもやっぱりイヌを飼うことには反対だったので，改めて，自分がなぜ反対なのか，内省してみました．
いくつかの理由があることに気付きました．そのうちの2つだけ話します．
最初に気付いた理由は，これでした．
「子どもの世話が一段落したと思ったら今度はイヌですか?!」
という寂しさ．
子どもが生まれると，たいていの女性は，すっかり母親になってしまいます．皆さんのご家庭はどうでしょうか？
これは夫にとって，けっこう寂しいことです．うちなんか，子どもが次から次に生まれ続けてきてますから，ず〜〜っとそういう状態が続いてきているわけです．

例えば，妻を食事に誘っても，まあ，たいてい断られます．母親は子ども優先ですから．
もちろん，子どもは私にとってもすごく可愛いんですよ．でも，それはそれ，やはり夫としては一抹の寂しさがあるわけです．
まあ，恥を忍んで言いますとね，夫にその関心をちょっと向けてもらえませんか，という思いですね．
妻であり母でもあるという方は，そういう夫の心理に，少しは気付いてあげていただきたい，と思います．

でも，それだけではないなー，とも思いました．
と言うのは，例えば，うちの子どもが，イヌを拾ってきて，飼いたい，と．ちゃんと世話するからお願い！みたいなことを言ったとしたらですね，ぼくは多分許可しただろうなー，と思ったんです．
つまり，ここからが２番目の理由なんですが，
第２の理由として，ペット産業の片棒を担ぐことに対する嫌悪感があるなー，と思いました．
結局，ペットとして売買されている動物は商品ですから，当然のことながら需要と供給がぴったりと合うわけはなく，余った仔た

ちは殺されるんです．世は空前のペットブームです．
平成26年度の犬・猫の殺処分数は，101,338匹です．もちろん，これには，流通の過程で病気やストレスのために途中で死んじゃった仔とか，悪質業者が山中に不法投棄するケースなんかは含まれていません．そういうのも含めたら，ものすごい数になります．
もちろん，我が家がイヌを買わなくても，その数字には全く影響がないことはわかってます．
ただ，ぼく自身の家がそのようなペット産業に加担するのは嫌だ！という思いがあるんですね．
ただ言っておきますけど，ペットを飼っている人を非難するような気持ちは微塵もありません．
ワンちゃんたちが病院でも家庭でもたいへん大事な働きをしていることもよく知っています．
ただ，自分自身が結果的にペット産業に加担してしまうのは嫌なんです．

その後どうなったかは皆さまのご想像にお任せすることにして，要するに，「チームには信念対立がつきものだ」ということです．

# 信念対立への対処法：3 STEP＋2α

1．はじめに

2．STEP 1
### 価値の原理
なぜ信念対立の当事者になるのか　其の一

3．STEP 2
### 環世界
なぜ信念対立の当事者になるのか　其の二

4．STEP 3
### 方法の原理
いかにして信念対立を克服するか

5．＋α ①
### 逃げ恥
命の使い場所を選ぶ

6．＋α ②
### 学び場
自己省察と成長の機会とする

7．まとめ
信念対立をよりよい人生への契機とする

さて，今日は，この目次に沿って話を進めて参ります．

信念対立への対処法：3 STEP＋2α

## 1．はじめに

2．STEP 1
価値の原理
なぜ信念対立の当事者になるのか　其の一

3．STEP 2
環世界
なぜ信念対立の当事者になるのか　其の二

4．STEP 3
方法の原理
いかにして信念対立を克服するか

5．＋α ①
逃げ恥
命の使い場所を選ぶ

6．＋α ②
学び場
自己省察と成長の機会とする

7．まとめ
信念対立をよりよい人生への契機とする

はじめに,
「なぜ今日の講演を頼まれたか？」
について簡単にお話ししておきます．

# はじめに

「信念対立を根本から解消したい」
ということが,
本書を書く一番の動機であった.

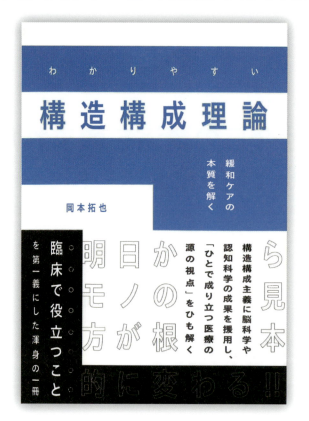

『わかりやすい構造構成理論 ～緩和ケアの本質を解く～』(2012 青海社, p.20)

2012年に,『わかりやすい構造構成理論　～緩和ケアの本質を解く～』(青海社) という本を出版しました．その中のコラムにこう書きました．

緩和ケアにおける数ある臨床問題の中で，ぼく自身が最も心を痛めているのは，「信念対立」である．同じ目的で働くはずの医療者同士が心を一つにして働けないどころか，互いに傷つけ合っている状態は，実に悲しい．ぼく自身，前方の敵と闘っているつもりでいたら後ろから弾が飛んできて，「えっ，そりゃないでしょ」というような思いをした経験は何度かある．逆にぼく自身が傷つけたこともあるに違いない．全国の緩和ケアの仲間からも，似たような話は何度も聞かされてきた．実にもったいない，残念な話である．……「信念対立を根本から解消したい」ということが本書を書く一番の動機であった．(p.19～20)

この本に書いたのは，決して「信念対立」のテーマだけではありません．「痛み」「せん妄」「スピリチュアルケア」などについても書いていて，特にスピリチュアルケアに関しては，この中に書いた内容を元にして，その後の5年足らずの間に3冊の本を書くことにもなったわけですが，やはり当時の私自身の一番の関心が「信念対立」の問題にあったことは確かなようです．

## はじめに

### 異なる正しさをぶつけ合う
# 信念対立

チーム運営で気をつけるべきことの一つに「信念対立」がある．信念対立とは，端的に言えば「異なる正しさ同士のぶつかりあい」である．

（西條剛央『チームの力』2015 ちくま新書から）

信念対立の定義は，まあ，こういう風に言っていいんじゃないかな，と思います．
「信念対立とは，異なる正しさ同士のぶつかり合いである」

ここで，信念対立に関して私自身が「とある緩和ケア病棟」で経験したことを，差し支えない範囲で告白いたします．

私が医学部を卒業した時代はまだ2年間の初期臨床研修制度が義務化されていない時代でしたが，最初の3年間，自ら志願して各科のスーパーローテート研修をいたしました．
医者になって1年半ほどの間に6つの診療科で研修医として働いてきて，2年目の秋頃に初めてホスピス病棟での研修が始まりました．まあ，どこの科でもそれなりに上手くやってきたわけですが，7番目に行った緩和ケア病棟は別物でした…
緩和ケア病棟で研修医として働くようになって間もなく，看護師さんから呼び出されました．
中堅のリーダー的立場の看護師さん2人と向き合って座りました．
何で呼び出されたのかはともかくとして，そこで色々と問い詰められる…というか，質問されて答える中で，一人の看護師さんから言われた次の言葉は今でもはっきりと覚えています．

「先生の話す言葉を聴いてると，こうする**べき**だ，みたいな表現がよく出てきますよね．そういう窮屈な考え方は止めた方がいいんじゃないでしょうか．もっとありのままを認めましょうよ」
なるほど，確かにその通りかもしれません．ありのままを認める，大事なことです．
ただ，まあ，冷静に考えますと，この看護師さんの発言にしても，
「〇〇すべきなんて言う**べき**じゃない！〇〇すべきなんて考え方は止める**べき**であり，ありのままを認める**べき**だ」
と言ってるわけで，結局「同じ穴のムジナ」なんですね．「べきとべきとのぶつかりあい」，まさにこれが信念対立です．

私も，今でこそ色んな考え方を受け入れられる比較的「寛容な」人間になりました…と思っていました…が，先ほどの「イヌ事件」を打ち明けてしまった後ではあまりにも説得力がないですね．
そうなんです．私という人間は，本来，非常に視野の狭い非寛容な人間なのです．
「〇〇は，かくあるべし！」という思いが，非常に強いのです．

もちろん,「こうするべき」「こうあるべき」という理念や理想みたいなものも大切です．
でも単純にそれだけだと，ぶつかりまくります．自分の「かくあるべき」があまりにも強過ぎたり，それを周囲に押し付けようとしたりすると，当然のごとく，ぶつかります．
信念のカタマリみたいな私のような人間は，信念対立の当事者となるべく運命づけられています．実際，その後も何度も「痛い」思いを経験し続けることになります．
しかしまあ，そんな私だからこそ，今日ここでこのようなテーマで話をしているとも言えます．そんな私だからこそ，構造構成主義と私自身のさまざまな「痛い」経験を通して学ぶ必要があったし，学ぶことができたのかもしれません．
「転んでもただでは起きぬ」という諺があります．「たとえ失敗しても，そこで利益になるものを得ること．どんな事態になっても必ず何か自分の利益になるものを見つけ出すこと」という意味ですが，まあそんなわけで，数々の「痛い」思いを通して，これまで学んできたことを分かち合いたいと思います．

# 信念対立への対処法：3 STEP＋2α

1．はじめに

## 2．STEP 1
## 価値の原理
なぜ信念対立の当事者になるのか　其の一

3．STEP 2
環世界
なぜ信念対立の当事者になるのか　其の二

4．STEP 3
方法の原理
いかにして信念対立を克服するか

5．＋α ①
逃げ恥
命の使い場所を選ぶ

6．＋α ②
学び場
自己省察と成長の機会とする

7．まとめ
信念対立をよりよい人生への契機とする

まず最初に，
信念対立の原因を見極める
ことが重要です．

STEP1「価値の原理」について．

## 2．STEP 1　価値の原理

# 価値の原理

すべての価値は，
関心に応じて立ち現れる

価値の原理とは,「すべての価値は,関心に応じて立ち現れる」というものです.そもそも,その問題,そのテーマに関心がなければ,私たちは信念対立の当事者になることはありえません.

2. STEP 1　価値の原理

信念対立の当事者になるのは，
その問題に対する
強い関心があるから

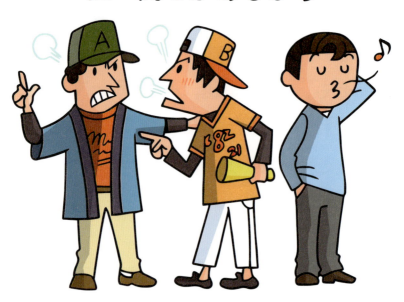

関心に関心を向けよ！

例えば，サッカーであれ野球であれアメフトであれ，異なるチームをひいきにしている熱烈なファン同士の間では，時には暴力沙汰の乱闘騒ぎすら起こりえますが，これらのスポーツにまったく関心がない人たちにとっては，そのような出来事は到底共感できない心理であり行動です．しかし，スポーツに関してはそんな風に熱くなる人のことがまったく理解できないというような人でも，もしかしたら，芸能人やファッションに関しては，自分自身の強い好みがあって，自分とは異なる嗜好を持つ人たちのことを，趣味の悪い人たちと見下していたりするかもしれません．スポーツであれ，芸術であれ，人は，自分が関心を持っているものに価値を認め，それらについて良いとか悪いとかの判断を下します．しかし，そもそも関心がないものについては，良いも悪いもありません．したがって，あるものについて正反対の評価をして言い争っている人同士は，対極に存在しているように見えながら，実はそれに対してまったく無関心で注意を向けない人よりも，近い位置にいる似た者同士です．例えば，巨人ファンと阪神ファンは，野球というスポーツに強い関心があり，それに価値を見いだしているという点で，似た者同士です．

大事なことなのでもう一度繰り返しておきますと，**人は，自分の「関心」があることに価値を見出し，すべての価値は，それぞれの「関心」に応じて立ち現れます．関心がないことに対しては，意見の対立も生じようがありません．**

ここから次のことが言えます．

現在，ここにいる皆さんの内の誰かが患者さんへのケアや医療に関して信念対立の当事者になっているとすれば，それは，**その人が，より良いケアやより良い医療のあり方に対する関心を持っていればこそ**，だということです．
そして，それはもちろん，**信念対立の相手方に対しても言えることだということも忘れてはいけません．**
信念対立の相手方もその問題に関心がある，という点では共通しているわけですね．

私たちは，関心があるからこそ，そこにプラスやマイナスの価値を見出しますし，その問題に関して自分自身のこだわりの見解を持ちうるわけです．
**「信念対立の当事者になるのは，その問題に対する強い関心があるから」**です．

ここで，「価値」を生み出しているところの源泉は「関心」ですが，それが見えていないと，何だかもやもやしてスッキリしない感じがします．したがって，自分や相手の「関心」を見極めようとする姿勢を持つことは非常に重要です．
自分や相手の意見・見解には，それを生み出している「関心」が必ずあるわけですから，意見・見解，いわばこれは「氷山の一角」なわけですが，表面に現れている意見や見解の源にある「関心」を探索・推測することがとても大事です．
自分自身や相手の立ち位置をしっかりと見極めていく姿勢を持つ

ようにしたいと思います．

「価値」を生み出している根っこのところにある，自分や相手の「関心」を見極めようとする姿勢を持つことが重要で，そのためには，やはり，マインドフルネスの姿勢，静まって，「表面的に見えているものの奥にあるもの」を見つめる姿勢を持つことが大事です．

ここで注意すべきことは，「関心」は決して一つだけとは限らない，ということです．いくつもの関心が絡み合うように存在していて，単純ではないことが多いのです．一つの関心を見つけたからと言って，決してそれがすべてだと早合点しない方がいいです．

先ほどの「岡本家イヌ事件」を例にとると，私が自分自身の中に見出した関心は，「子どもたちの母であるだけではなく，ぼくの妻でもあってほしい」という関心と，「イヌやネコを愛玩のための商品として扱い，彼らを大量に殺戮している状況に対する嫌悪感」などがありました．もっと簡単に言えば，「妻の関心のありか」と「愛玩動物の命」に対する関心がありました．

ともかく，ここでは，「**信念対立の当事者になるのは，その問題に対する強い関心があるからだ**」ということを押さえておきたいと思います．そして，見解の相違を生み出している源である「関心」に注意を寄せましょう．

コピー風に言うならば，

『「関心」に「関心」を向けよ！』

ということになります．

# 信念対立への対処法：3 STEP＋2α

1．はじめに

2．STEP 1
価値の原理
なぜ信念対立の当事者になるのか　其の一

## 3．STEP 2
## 環世界
なぜ信念対立の当事者になるのか　其の二

4．STEP 3
方法の原理
いかにして信念対立を克服するか

5．＋α ①
逃げ恥
命の使い場所を選ぶ

6．＋α ②
学び場
自己省察と成長の機会とする

7．まとめ
信念対立をよりよい人生への契機とする

私たちが
「なぜ信念対立の当事者になる
のか」の2つ目の理由です．

STEP2「環世界」について．

# 3. STEP 2　環世界

## 信念対立が起こる もう1つの理由

自信（確信）がなければ，
信念対立は起こらない

基本的には，信念対立が生じる根本的な原因は，信念対立の当事者同士がお互いに自らの見方・考え方の正しさに対する少なくともそれなりの確信を持っているからです．

それはそうですよね．相手の方が絶対に正しくて，私の考えが間違っている，と確信しているのであれば，普通は信念対立にはなりません．双方が自分の見方や考えの正しさを信じているからこそ信念対立が起こります．＊

では，なぜそのような確信が生じるのか？ですが，ここには，かなり普遍的な問題が横たわっています．

ここにいる皆さんも，例えば，いま自分が見ている世界がありのままの世界の姿だと，漠然とではあれ思っていると思います．少なくとも，直感的・感覚的には誰しもがそう思っているはずです．自分の感覚に対する確信のようなものを普通は持っています．

＊但し，現実には単純にそうとも言えない場合もあります．相手の意見の方が正しいことをはっきりと承知はしているけれども，それを認めるわけにはいかない．たとえば，ちっぽけな自分のプライドのためだったり，自分の負けを認めたくない相手であったり，お金や出世など利益が絡んでいたり，それを認めてしまうと自分の立場や生命が危険にさらされるというようなこともあるかもしれません．自分の方が間違ってるとわかってる，だけどそれを認めるわけにはいかない，ということが世の中にはあるようです．国権の最高機関たるべき国会を見ていても，そのことはよくわかります．「記録はすべて破棄しました」とか「記憶にございません」などと言っている残念な人たち．

## 3. STEP 2 環世界

# 信念対立が起こる もう1つの理由

**自信（確信）がなければ，
信念対立は起こらない**

**私たちは志向相関的に世界を捉えている
→「環世界」**

しかし，その信念は錯覚です．これは哲学的にはとっくの昔に解決済みの問題です．カントは，自ら展開した認識論において，人間（だけではありませんが）は自分のもつ認識方法でしか対象を認識できないことを明らかにしました．

実は，「世界」は主体の数だけ存在するのです．私たちは，これは決して人間に限ったことではありませんが，志向相関的に，すなわちそれぞれの主体が持つ枠組みで，世界を捉えています．志向相関的にしか世界を捉えることができない，と言ってもかまいません．

このことを生物学者の視点から，「環世界」という概念を使って上手に説明したのがユクスキュルという人です．「環世界」という概念は，その後，色んな分野に多大な影響を与えることになりました．たいへん有用な概念であるこの「環世界」について，少し一緒に見てみましょう．

3. STEP 2　環世界

# 『生物から見た世界』

Jakob Johann Baron von Uexküll
1864年9月8日 - 1944年7月25日

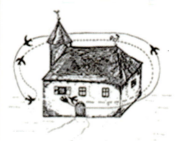

1934  Streifzüge durch die Umwelten von Tieren und Menschen:
Ein Bilderbuch unsichtbarer Welten.

ヤーコプ・ヨハン・バロン・フォン・ユクスキュル（Jakob Johann Baron von Uexküll，1864年9月8日 - 1944年7月25日）は，エストニア出身のドイツの生物学者です．1864年生まれで1944年に亡くなっていますから，幕末の頃から第二次世界大戦が終わる直前までを生きた人です．原著は，1934年にベルリンで出版されました．

「環世界（Umwelt）」は，次のように説明されます．

「すべての生物は，それぞれに特有の知覚世界をもって生きており，その主体として行動している．環境は，それぞれの生物主体にとって独自の時間・空間として知覚されている．その意味において，各生物はそれぞれ独自の異なる世界に生きており，生物の行動は，各生物によって異なる知覚と作用の結果であり，それぞれの生物に特有の意味をもってなされる」

ちょっとこれだけ聞いてもすんなりとは理解できないかもしれません．わかるように説明します．

## 3. STEP 2 　環世界

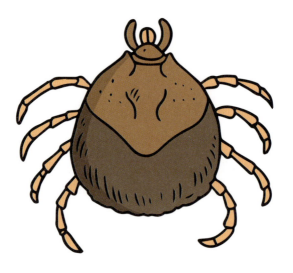

ユクスキュルはマダニの例を挙げてわかりやすく説明しています．

マダニには視覚・聴覚が存在しません．その代わり，たいへん優れた嗅覚，触覚，温度覚があります．

森や茂みで，哺乳動物が通りかかるのを待ち構えます．獲物の接近は，哺乳動物が発する「酪酸の匂い」によって感知されます．**嗅覚**ですね．

そしたら次は**温度覚**によって哺乳動物の体温を感じ取って，そっちの方向に身を投じます．

うまく相手の体に着地できたら，今度は**触覚**を使って毛の少ない皮膚を探り当て，血を吸う．

マダニにとっての世界は，見えるものや聞こえるものではなく，**匂い**と**温度**と**触った感じ**だけで構成されています．

光も音もまったくない世界で，何年も絶食のままじっと獲物を待ち続けることもあるそうです．

マダニの生きる世界，すなわちマダニの環世界は，私たちにはちょっと想像しがたいです．

マダニは私たちとは全く異なる環世界に生きています．それぞれの生物は，それぞれに異なる環世界の中に生きています．

## 3. STEP 2　環世界

地球からできるだけ遠く離れた
高い塔の上に，巨大な光学的補助具によって
その目を宇宙の最も遠い星まで見通せるように
変えてしまった一人の人間が座っている．
彼の環世界では太陽と惑星が荘重な足どりで
まわっている．その環世界空間を通りぬけるには，
足の速い光でさえ何百万年もかかる．

『生物から見た世界』p.155

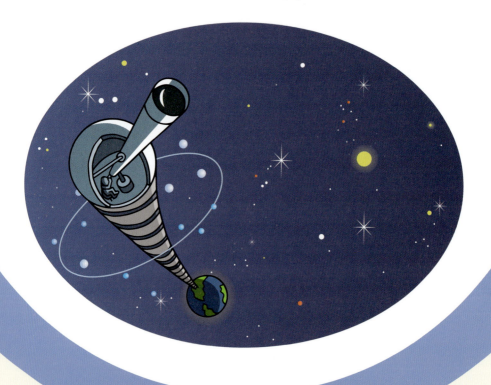

本書の結びの章で，ユクスキュルは，「異なる生物種によって異なる環世界」という概念を超えて，ヒトという同じ生物種であっても，それぞれの主体が異なる環世界の中に生きていることを指摘します．
たとえば，天文学者の例を出して，次のように言います．
「地球からできるだけ遠く離れた高い塔の上に，巨大な光学的補助具によってその目を宇宙の最も遠い星まで見通せるように変えてしまった一人の人間が座っている．彼の環世界では太陽と惑星が荘重な足どりでまわっている．その環世界空間を通りぬけるには，足の速い光でさえ何百万年もかかる」
スケールが大きいですよね．
専門とする職種によって，世界観や人間観は違います．異なる環世界に生きています．
もちろん，職種や専門による違いだけではなく，個々の人間によっても，それぞれの環世界は異なります．
まったく同じ認知器官，感覚器官，神経回路をもった人間は一人として存在しませんから，それぞれの主体は独自の環世界の中に生きています．

なまじお互いが同じような存在だと，相手も自分と同じように感じるはずだと思いやすいですから，かえって危険，ってことありますね．なぜこれの価値が分からないのか！なぜそんな風に考えるわけ？みたいな．
自分と同じように感じない・考えない人に対する不可解さや憤りみたいなものを感じやすいわけです．
極端な話，相手がマダニだとそんな風には感じません．
マダニが自分と違う風に感じてても，マダニだったらまあしゃあないか…ですよね．
自分と同じと思うからこそ，面倒臭いことになります．

いずれにしても，ひとりひとりが異なる環世界に生きているという，こうした視点を持つことは，自分自身の考えを絶対視しないために，重要です．こういった一歩引いた場所から**俯瞰する視点を技法として身に付けておく**ことは，頑なな信念対立の当事者とならないために，とても重要なことなのです．

## 3. STEP 2　環世界

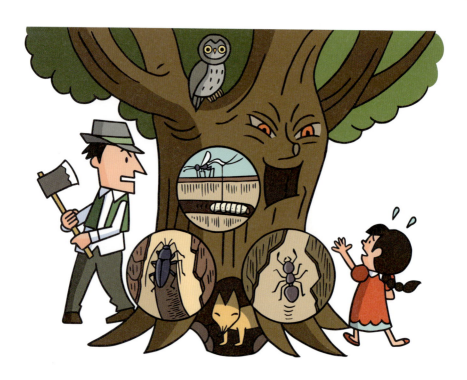

また，こんな例も挙げているので紹介しておきます．

## 同じ1本のカシワの木が個々の主体においてどんな風に立ち現れるか？

3. STEP 2　環世界

# きこりにとっての
# カシワの木

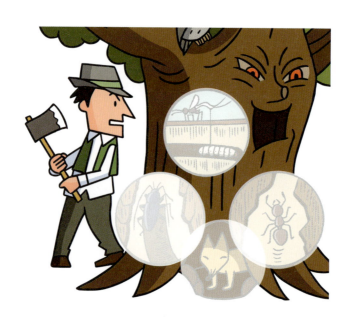

きこりにとってのカシワの木.
「斧にかけるべきカシワは材として数クラフター〔1クラフターは約3立方メートル〕のものだけなので，きこりは念入りな測定によってどれにするかを決めようとしている．そのときこりは，たまたま人間の顔に似たこぶのある樹皮にはたいして注意も払わない」(p.146)

3. STEP 2　環世界

# 魔術的世界に生きている幼子にとってのカシワの木

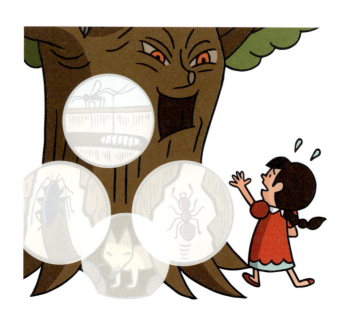

魔術的世界に生きている幼子にとってのカシワの木．
「彼女の森にはまだ地の精(ノーム)や小人(コボルト)が住んでいる．カシワの木が怒った顔で少女を見つめるので，彼女は思わずぎょっとする．カシワの木全体が恐ろしい悪魔になってしまったのだ」(p.146)

## 3. STEP 2　環世界

# 根の間に巣穴を構えている キツネにとっての カシワの木

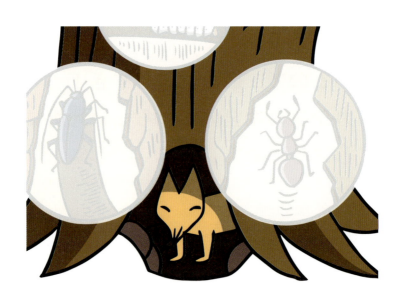

根の間に巣穴を構えているキツネにとってのカシワの木.
「カシワの木は自分と家族を悪天候から守ってくれるしっかりした屋根になっている．それは，きこりの環世界における利用のトーンでもなく，幼い少女の環世界における危険のトーンでもなく，たんに保護のトーンをもっているだけである．それ以外にこのカシワの木がどんな姿をしていようと，キツネの環世界では問題にならない」(p.149)

3. STEP 2　環世界

# フクロウの環世界におけるカシワの木

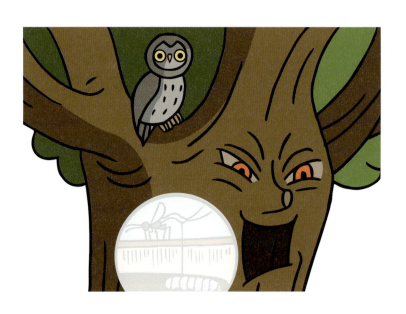

フクロウの環世界におけるカシワの木．

「フクロウの環世界でもカシワの木は保護のトーンを示している．ただし今度はそれはカシワの木の根ではなくて（根はフクロウの環世界のまったく外にある），防壁として役立っているのは力強い枝なのである」（p.149〜50）

3. STEP 2 環世界

# アリと
# カシワの木

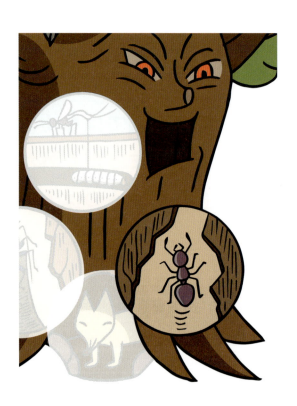

アリとカシワの木.
「アリの環世界では，山あり谷ありの猟場になるひび割れた樹皮の背後に，カシワの木のほかの部分はすっかり姿を消してしまっている」（p.150）

3. STEP 2　環世界

# カミキリムシと
# カシワの木

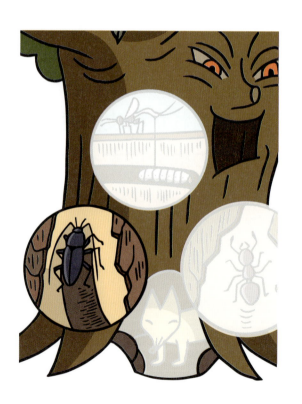

カミキリムシとカシワの木.
「カミキリムシはこじ開けた樹皮の下で餌をあさり，ここに卵を産む．その幼虫たちは樹皮の下にトンネルを掘り，そこで外界の危険から守られて，餌の中を食べ進む」(p.152)

3. STEP 2　環世界

# ヒメバチとカシワの木

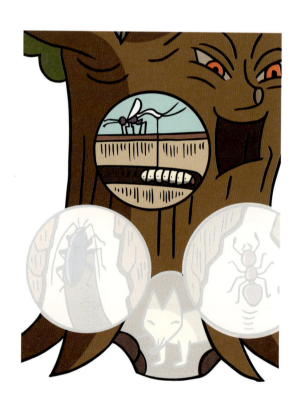

ヒメバチとカシワの木．

「とても堅いカシワの木に，細い産卵管をまるでバターに刺すように突き刺して自分の卵を産みこむヒメバチ」(p.152)

## 3．STEP 2　環世界

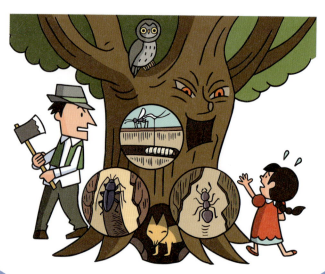

同じカシワの木が，それぞれの主体における環世界において，まったく異なる存在として立ち現れているわけです．
ここで，このカシワの木を「患者さん」に，きこりや少女，キツネ，フクロウ，カミキリムシなどを「私たち医療スタッフ」に置き換えてみます．
すると，同じ一人の患者さんであっても，個々の医療スタッフにおいて，その患者さんはそれぞれに異なるものとして捉えられていることがわかります．
どの捉え方のカシワの木が「正しいカシワの木の姿」というわけではなく，それぞれの主体によって捉えられたカシワの木がその主体にとってのリアルなのです．
同様に，どの人の捉え方がその患者さんの本当の姿というわけではなくて，**それぞれの主体におけるそれぞれの捉え方が，その人にとってのリアルであるわけです．医療モデルによる捉え方だけが患者さんの正しい捉え方ではないのです．**

ついでにもう一つ言うと，カシワの木の場合は，カシワの木自身の自己認識はあまりないように思いますが，患者さんの場合は患者さん自身の自己認識があります．これもまた，極めて重要な一つのリアルであり，ほかならぬ本人の認識であるという点において，ある意味，もっとも尊重されるべきものでしょう．

但し，患者さんの自己認識や患者さんの思いも，決して固定的に捉えるべきものではありません．患者さんの主観も，絶えず変わり続けているものだからです．そもそもずっと同じ状態のままでいるものは，この世界には存在しないのです．私たちは，名前を付けると，それを同じものとみなしていますが，これは名前（言葉）のマジックなのです．例えば，この会場の隣に「旭川」という川が流れていますが，「旭川」はこの川が生まれてからこの方，常に変化し続けており，まったく同じ「旭川」は二度と見ることができません．「旭川」は常に変わり続けています．ところが，私たちはそれを「旭川」と名付けることによって，常に変わり続けているそれを「旭川」という同じものとみなしているのです．
私たち人間も同じです．常に変わり続けているにもかかわらず，名前を付けることによって同じものとみなしているのです．説明が長くなりましたが，患者さんの体も心も，絶えず変化し続けているのです．従って，患者さんの自己認識も決して固定的に捉えてはいけません．そのことはわきまえておいた方がいいでしょう．

## 3. STEP 2　環世界

いずれの主体も
主観的現実だけが存在する
世界に生きており
環世界自体が
主観的現実にほかならない

主観的現実の存在を否定する者は，
自分自身の環世界の基盤を
見抜いていない

『生物から見た世界』p.143

この本の中で，ユクスキュルはこんな風に書いています．

「いずれの主体も主観的現実だけが存在する世界に生きており，環世界自体が主観的現実にほかならない（略）．主観的現実の存在を否定する者は，自分自身の環世界の基盤を見抜いていない（略）」(p.143)

私たちすべての存在者が，それぞれ異なる主観的現実（≒環世界）の中に生きている者です．良い悪いではなく，現実として私たちすべての者がそういう存在なのです．
やや大仰な言い方をすれば，人間は2種類に分けることができるのかもしれません．
「私たちはそれぞれの主観的現実，環世界に生きている存在である」というこの事実に，気付いている人・意識している人と気付いていない・意識していない人．
あらゆる生き物の中で，人間だけが，この事実に気付くことができ，それを意識することができる存在だ，ということも指摘しておきたいと思います．

# 戦略的相対化
### 戦略的に自他の見解を相対化する技法

私の見方 ≠ 客観的見方

私の見方 ≠ 正しい見方，正解

私の見方をいったん（戦略的に）相対化する

要するに，「戦略的相対化」とでも言いましょうか，「戦略的に自他の見解を相対化する技法」を身に付けておくことが，信念対立の当事者として抜き差しならない袋小路に嵌まり込まないために，重要です．

「私の見方」は，「客観的見方」ではありません．当たり前です．そもそも客観的視点などというものは存在しません．存在するとしても，私たち不完全な存在者には持ちえない視点です．

「私の見方」は，「正しい見方」や「正解」でもありません．

**「私の見方」を，戦略的にいったん相対化する**のです．「戦略的に」というのは，その方が有効な態度なので意識的にそうする，というほどの意味です．

## 信念対立への対処法：3 STEP＋2α

1. はじめに

2. STEP 1
価値の原理
なぜ信念対立の当事者になるのか　其の一

3. STEP 2
環世界
なぜ信念対立の当事者になるのか　其の二

# 4．STEP 3
## 方法の原理
### いかにして信念対立を克服するか

5. ＋α ①
逃げ恥
命の使い場所を選ぶ

6. ＋α ②
学び場
自己省察と成長の機会とする

7. まとめ
信念対立をよりよい人生への契機とする

ここまでの STEP は，どちらかというと
「消極的信念対立解消法」
とでも言うべきものです．
これとの対比で言いますと，この STEP 3 で話すものは，
「積極的信念対立解消法」
と呼ぶことができるでしょう．

## STEP3「方法の原理」
いかにして信念対立を
克服するか？

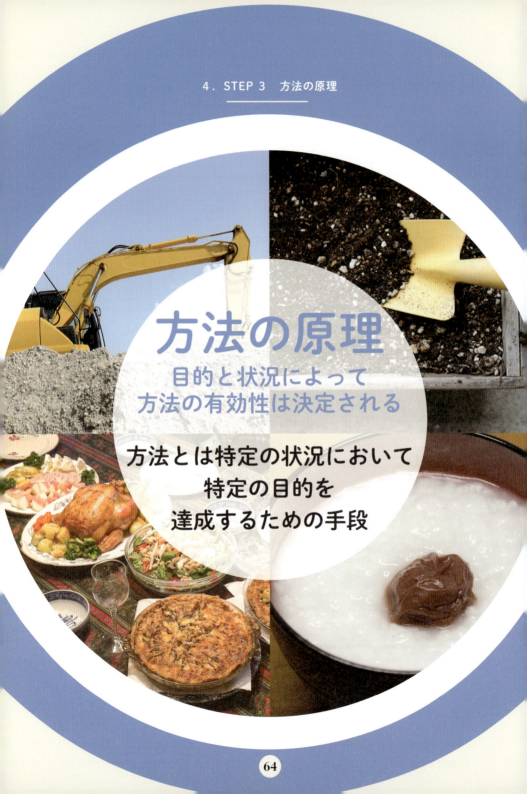

方法の原理というのは，構造構成主義を体系化した西條剛央さんが，その中の主要な原理の一つとして提示したもので，**「目的と状況によって方法の有効性は決定される」**というものです．表現を変えれば，**「方法とは，特定の状況において，特定の目的を達成するための手段である」**ということです．有効な方法というものが備えるべき本質を定義したものと言ってよいかと思います．

例えば，「穴を掘る」という作業を考えてみます．

「目的」が，「花壇に花の苗を植える」ということであれば，その方法としてはショベルカーを使うよりもスコップを使うという方法の方が適切です．

あるいは，「食事をする」という活動だとどうでしょう．色んな料理がありますよね．今，皆さんはどんな料理が食べたいでしょうか？ もし「状況」が，「風邪をひいて具合が悪い」ということなのであれば，ミシュラン5つ星のフランス料理フルコースディナーよりもお粥と梅干の方を選びますね．「状況」が，「嚥下機能があまりよくない」ということであれば，餅やステーキよりもプリンやらゼリーのような食形態のものを提供する方がより適切な方法だと言えます．

すなわち，**「方法」の有効性や妥当性は，「目的」と「状況」によって決定されます．**これは，極めて当たり前のことですが，当たり前であるがゆえに意外と忘れられやすいことです．

なので，こうして「原理」として定式化しておく必要があります．

この活動や働きの「目的」は何か？ 現在の「状況」はどうなのか？「目的」と「状況」を意識して絶えず確認する姿勢を持つことが大切です．

私たちが提供する医療やケア，あらゆる治療は，「方法」であり「手段」です．したがって，その有効性は，「目的」と「状況」によって変化するものです．いかなるケアもいかなる治療も，それ自体が「目的」ではありません．何のためのケアなのか？ 何のための治療なのか？ 何のための医療なのか？ 何のための私たち医療者なのか？ 今，患者さんや家族はどういう状況にあって何を望んでいるのか？ それを絶えず確認し続け，共有していくことが大切です．

そして，患者さんや患者さんを取り巻く「状況」は時々刻々変化していきます．一番大切にしたいこと，生きることや治療の「目的」も，それに応じて変化して参ります．従って，それを丁寧に聴き取り続け，柔軟に対応していく姿勢を持ちたいものです．

ある程度ロゴス（理屈）が通じるスタッフ間においては，この「方法の原理」を最も基本的な指針・戦略として話し合いを行っていくのがいいでしょう．

# 信念対立への対処法：3 STEP＋2α

1. はじめに

2. STEP 1
価値の原理
なぜ信念対立の当事者になるのか　其の一

3. STEP 2
環世界
なぜ信念対立の当事者になるのか　其の二

4. STEP 3
方法の原理
いかにして信念対立を克服するか

## 5．＋α ①
## 逃げ恥
### 命の使い場所を選ぶ

6．＋α ②
学び場
自己省察と成長の機会とする

7．まとめ
信念対立をよりよい人生への契機とする

さて，しかしながら実際の所むしろ深刻なのは，お互いに理屈が通じないような関係や問題である場合です．
冷静な話なんてとてもじゃないけどできっこない，理屈なんて通用しない，そもそもあんな人と話し合いたくもない，そんな状況です．
信念対立以前に，根本的に「感性が違う」「肌が合わない」，そんな状況です．
あるいは，感情が先立っている場合です．先ほどの「岡本家イヌ事件」みたいに，「このワンちゃん可愛いから飼いたい！」みたいな．感情とか欲望っていうのは，もう理屈抜きです．どうしようもない．欲望や感情というのは，小賢しい理屈などは簡単に木っ端みじんにする位のパワーと説得力を持っています．食べたいものは食べたい！欲しいものは欲しい！
信念対立が起こる理由を明らかにして，目的や状況を確認し合って，理屈を詰めて行って互いの共通了解を目指して行く？何きれいごと言うてんねん！みたいな．

「いやいや，あの人はどうやっても無理！」
「あの人が変わるわけがない！犬がニャーと鳴いても，あの人だけは絶対に変わりっこない！」
「理屈じゃないの．気持ち，感情の問題なの！目的やら状況やら，方法の原理やらそんな問題じゃないの！」
そんな風に思いながらここまでの話を聞いてた人もいると思うんです．
もちろん，ここまでの話も決して「きれいごと」ではなくて，たいへん重要かつ有用な内容を含んでいると考えてます．
でも，実践的に考えたら，やっぱりちょっと不十分なので，ここからはもう少し違ったレベルの「サバイバル対処術」みたいなものについて触れて行こうと思います．

5. +α ① 逃げ恥

# 『逃げるは恥だが役に立つ』

「その場を去る，逃げる」
という選択肢は当然あっていい
但し，
自分自身を見つめる内省は必要

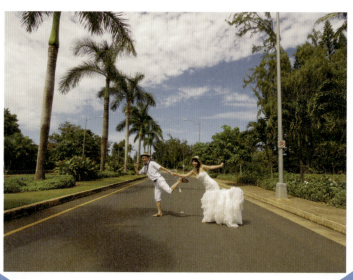

まず最初に言っておきたいのは,「逃げる」という選択肢は常にありますよ,「逃げる」のは恥ではありませんよ，ということです.
「どうしても自分と波長の合わない人がいる，それも，非常に重要なポストにいる」とか「職場の雰囲気が自分の価値観と合わない」という場合,「その場を去る」という選択肢は当然あっていいと思います.

良い感性を持った人や良いケアをしようとする人が居辛い職場，というのは実在します．良い人が居辛いので，結果としてあまり良くない人ばかりが残ってしまう，みたいな組織は存在します．
例えば，いい加減なケアをよしとする職場には，いい加減なケアでいいやという人にとっては居心地がいいですが，ちゃんとしたケアを提供したいと思う人にとっては居心地が悪いですし，そこで自分のやり方を貫こうとすれば当然軋轢が生じます．
つい最近も，私の身近なところで，すごくいいなーと私が思っていた看護師さんが，いまいちだなーと私が思っていた「とある医療現場」を辞めて行きました．そういうことは，あります．（こんな話をすると，良いとか悪いとかをお前が決めるな，と言われるかもしれません．その通りです．その批判は正しいです．あくまでも，私個人の感性と価値観で判断した「良い・悪い」に過ぎません．また，ものごとは決して良いと悪いの2つに単純に分けることができると思っているわけではないことも申し添えておきます.）

従って，さまざまな理由があろうかと思いますが，とにかく，**「去る」という選択肢は，常にあって然るべき**です．

但し，その場合，**自分自身を十分に深く見つめて内省する**，というプロセスは絶対に必要です．
自分自身の側に解決すべき課題・問題があるにもかかわらず，そこに目を向けることができないままにその場所を去る場合は，どこに行ったとしてもいずれ同じ問題に直面するからです．自分自身の側に問題があるのだから当然の結果です．
もし私たちが何度も繰り返し同じような問題にぶつかる場合は，その場を去る決断をする前に，少し時間をかけて自分自身を内省する必要があるでしょう．

5. +α ① 逃げ恥

# 使命の確認
### Szégyen a futás, de hasznos.
ハンガリーの諺

逃げることは恥ずかしいかもしれないけど
自分の得意なところで頑張った方が
結果的には良いこともある

自分の戦う場所を選べ

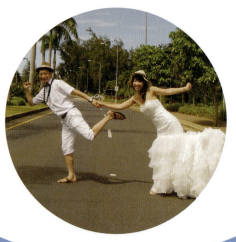

しかし，そのようなプロセスを経た上で，それでも自分の命を使う場所はやはりここではない，という結論なのであれば，躊躇なくそこを去って新しい場所で挑戦すればいいと思います．

わりと最近ヒットしたドラマに『逃げるは恥だが役に立つ』というのがあります．このドラマのタイトル『逃げるは恥だが役に立つ』の元になった言葉は，"Szégyen a futás, de hasznos."（フィジナフスタース・デ・ホスノス）というハンガリーの諺で，次のような意味を持つ諺のようです．

・逃げることは恥ずかしいかもしれないけど自分の得意なところで頑張った方が結果的には良いこともある
・自分の戦う場所を選べ

人生は有限です．命とは時間であり，与えられている時間には限りがあります．自分の命をどこでどのように使えばいいのか，静かに振り返ったり考えたりする機会にすればいいと思います．

自分がやりたいこと・やるべきことを静かに問い，自分の命，自分の時間とエネルギーを，どこで・何に・どのように使うか，静かに考える時とすればいいと思います．その場に残るか，その場を去るか，そのことも含め，改めて考えたらいいと思います．

私自身，昨年の春に職場を変えました．
移動することの最終的な決め手となった理由は，自分自身が働き住んでいる地域には訪問診療を行う医療機関が全くなく，この状況を何とかせなあかん，ということでした．しかし，正直に告白すると，移動を考え始めた時の職場には，大事なポストに，私と波長の合わない方がその時いらっしゃった，というのも事実で，それは一つの考えるきっかけになりました．
あくまでも私の価値観に過ぎませんけど，その当時私が働いていたホスピスという場所には明るさは大事な要素ですが，騒々しい

のは好ましくないと思っていて，そういう点で非常にやりにくさを感じる人がその時いたわけです．意見や信念の対立というより，むしろ感性の違いですね．
そして，それは，自分の命の使い場所を改めて見つめ直す良い機会となりました．
もうあまりつまらないことに貴重な時間とエネルギーを使いたくない，というか，だんだん自分の残り時間を考えながら仕事をしなければならない年齢になってきた，ということもあったと思います．

いずれにしても，自らの使命を確認することは，重要です．使命とは，「命を使う」と書きます，限られた自分の命の時間をどこでどのように使うのか，それを改めて考える良い機会とすればいいのではないかと思います．

# 信念対立への対処法：3 STEP＋2α

1. はじめに

2. STEP 1
   価値の原理
   なぜ信念対立の当事者になるのか　其の一

3. STEP 2
   環世界
   なぜ信念対立の当事者になるのか　其の二

4. STEP 3
   方法の原理
   いかにして信念対立を克服するか

5. ＋α ①
   逃げ恥
   命の使い場所を選ぶ

6. ＋α ②
   学び場
   自己省察と成長の機会とする

7. まとめ
   信念対立をよりよい人生への契機とする

次です．
「学び場」とする．
「自己省察と成長の機会とする」

6. +α ② 学び場

# 試練の時こそ成長の時

## 戦略的受容

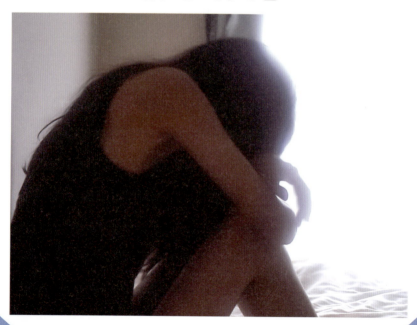

自分が今，人生の試練や理不尽な苦しみに遭遇している，と感じているのであれば，
「**この苦しみをしっかりと味わってみよう．この苦労を引き受けてみよう**」と，腹をくくった方がいいです．
やっぱり，苦労って大事ですし，必要なものです．
浦河べてるの活動は，一つには，「**苦労を負うという経験を取り戻させてあげる活動**」なんですよね．
精神疾患を負った人たちにも，「**自らの苦労を負う権利**」を取り**戻してあげる運動**．
「**しっかりと自分の苦労を追わせてあげる活動**」なんですね．
つい先日の朝日新聞「折々のことば」で，ちょうど鷲田先生が浦河べてるの向谷地さんの言葉を紹介していました．

「甘く無条件に受け入れるというよりも，その人のものは徹底してその人に返してあげる」　向谷地生良
北海道浦河町の精神障がい者施設「べてるの家」では，器物を壊したり，壁に穴を開けたりすると，修理代金をしっかり請求され

る．「ここは責任をとらせてくれるのがいい」と，張本人の一人が私に語った．人間には跨ぎ越してはならない苦労があるのに，それをこれまで引き受けさせてもらえなかった人たちのそのチャンスを護るのが「べてる」だとソーシャルワーカーは考える．
(朝日新聞朝刊「折々のことば」鷲田清一 2017・10・3)

宇宙飛行士は長く宇宙にいて地球に帰ってくるとちゃんと歩けません．無重力の負荷がかからない環境下では筋肉も骨も衰えてしまうんですね．筋骨格系が維持されるためには重力が必要です．そして，さらに鍛えられるためには強い負荷をかけることが必要です．「漸進性過負荷の原則」と言います．筋肉は，負荷や回数を上げて限界値を伸ばしていかないと発達しません．ギリギリの負荷をかけることで，「もっと成長しないとやばいぞ」と筋肉に思いこませるわけです．身体であれ心であれ，成長には負荷が必要なのです．私たちも，苦労という負荷を通してこそ，内面的に成長することができます．

苦労は，しっかりとそれに向き合うならば，私たちを成長させてくれます．
そして，そのように考えることができるならば，苦労がある現実を前にして,「きついなー」「つらいなー」と思う気持ちと同時に，この苦労を通して自分はどんな風に成長できるんだろう，となんだかワクワクしてくるような気持になってくることがありますね．

いずれ人生は苦労の連続です．苦労は避けられない．お釈迦さまはそのような人間の現実を洞察して,「四苦八苦」と言われました．人生は誰にとっても苦労の連続です．
ならば,「自分の苦労は引き受ける」と決めてしまった方が，逆にストレスは少なく済みますし，より成長できる人生を送ることができます．
**自分に与えられた苦労はしっかりと引き受ける，という生きる姿勢，これを「戦略的受容」と名付けておきます．**
これは，人生を主体的に生きる上での実践的な智慧です．

# 信念対立への対処法：3 STEP＋2α

1. はじめに

2. STEP 1
価値の原理
なぜ信念対立の当事者になるのか　其の一

3. STEP 2
環世界
なぜ信念対立の当事者になるのか　其の二

4. STEP 3
方法の原理
いかにして信念対立を克服するか

5. ＋α ①
逃げ恥
命の使い場所を選ぶ

6. ＋α ②
学び場
自己省察と成長の機会とする

## 7．まとめ
信念対立をよりよい人生への契機とする

まとめです.
「信念対立をよりよい人生への
契機とする」

7. まとめ

# やがて
# 喜びの実を結ぶ

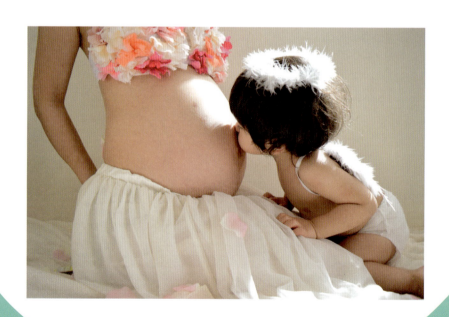

信念対立の問題に直面すること，それを，妊婦さんのメタファーで捉えたいと思います．

妊婦さんは，悪阻(つわり)の苦しみや，様々な不自由を経験いたします．妊娠・出産は命がけの大変な経験です．

しかし，その苦労，その苦しみは，「新しい命の誕生」という喜びに繋がっています．

同様に，「信念対立」という「苦労の実」を宿すことを通して，自分一人では思い至らなかった新しいものの見方や新しい認識に気付くことができるかもしれない．

あるいは，その苦しみ自体によって新たな気付きが得られたり，自分自身の命の使い場所を確認できたり，

人間として成長できる，またと得られない良い機会になるかもしれません．

「信念対立」という，できれば避けて通りたいような経験であっても，それとの向き合いよう，受け止めようによっては，その経験をやがて実を結ぶ「祝福の種」とすることができます．

信念対立を毛嫌いするのではなく，まずはそれとしっかり向き合っていただきたいと思います．

信念対立を，「賽の河原の石積み」やギリシャ神話に出てくる「シジフォスの岩」のような「不毛な苦しみ」とするか，

あるいは

## 7. まとめ

出来事の意味があるのではない．
私たち自身が
出来事の意味を創るのだ．
by　Takuya Okamoto

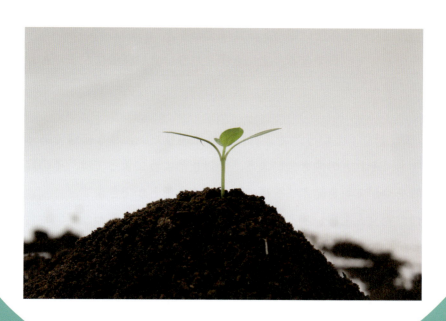

「やがて実を結ぶ一粒の種」とするかは，私たちのそれへの向き合い方にかかっています．
私たちがするすべての経験には無駄なものはありません！
と言いたいところですが，そう言えるかどうかは，実は，**私たち自身がその苦労とどう向き合い，その後をどう生きて行くかにかかっているわけです．**

最後に一つ名言を残して今日の話を終わりたいと思います．

**出来事の意味があるのではない．**
**私たち自身が出来事の意味を創るのだ．**
　　　　　by Takuya Okamoto

自分の人生の中で起こってくる出来事や私の人生そのものに「意味」を付与するのは私たち自身です．私が今日遭遇する「信念対立」にどのような意味を与えるかを決めるのは私自身です．人は皆，「私の人生」という作品を創る創造者(クリエーター)です．お互い，良い人生を創っていきたいものですね．

皆様のこれからの歩みの上に祝福がありますようにと祈念して，今日のお話を終わります．

著者紹介

岡本　拓也（おかもと　たくや）

1966年兵庫県淡路島に生まれる．1989年京都大学法学部を卒業し，浪速少年院法務教官，キリスト教会奉仕などを経て，スイスの医師ポール・トゥルニエの書籍との出会いにより医師を志し，2000年北海道大学医学部を卒業．札幌医科大学地域医療総合医学講座，聖隷三方原病院，栄光病院，洞爺温泉病院を経て，2016年2月から，社会医療法人慈恵会ひじり在宅クリニック（2018年4月に聖ヶ丘サテライトクリニックから改名）院長．日本緩和医療学会認定緩和医療専門医．地域で唯一の在宅療養支援診療所を立ち上げ，訪問診療に奔走している．優しい妻1人と可愛い子どもたち6人の8人家族（但し，3人は既に家を巣立ち，現在は5人家族）で洞爺に住み，休日は洞爺湖畔をゆっくり走っている．

[著書]

『絵でわかる口述スピリチュアルケア』（中外医学社 2017），『スピリチュアル・コミュニケーション　～医療者のための5つの準備・7つの心得・8つのポイント～』（医学書院 2016），『誰も教えてくれなかったスピリチュアルケア』（医学書院 2014），『わかりやすい構造構成理論　～緩和ケアの本質を解く～』（青海社 2012），[共訳]『患者中心の医療』（診断と治療社 2002），『ナラティブ・ベイスト・プライマリケア』（診断と治療社 2005），『Pallium Canada 緩和ケアポケットブック』（メディカルサイエンスインターナショナル 2017）

　　　　絵でわかる
　　　　口述　信念対立　ⓒ

| 発　行 | 2018年6月20日　1版1刷 |
| --- | --- |
| 著　者 | 岡本拓也 |
| 発行者 | 株式会社　中外医学社 |
|  | 代表取締役　青木　滋 |
|  | 〒162-0805　東京都新宿区矢来町62 |
|  | 電　話　(03) 3268-2701 (代) |
|  | 振替口座　00190-1-98814番 |

組版／株式会社 月・姫
印刷・製本／三和印刷(株)　＜KS・MU＞
ISBN978-4-498-05726-5　　Printed in Japan

JCOPY　＜(株)出版者著作権管理機構　委託出版物＞

本書の無断複写は著作権法上での例外を除き禁じられています．
複写される場合は，そのつど事前に，(株)出版者著作権管理機構
（電話 03-3513-6969，FAX 03-3513-6979，e-mail: info@jcopy.or.jp）の許諾を得てください．